CONSIDÉRATIONS

ET EXPÉRIENCES

SUR LA TARENTULE DE LA POUILLE

ET SUR LES ACCIDENTS

CAUSÉS PAR LA PIQURE DE CET INSECTE.

« Il Ragno contemplate. . . . .
» Quant' è del tatto il senso suo vivace
» Quant' è mai pronto , e quanto mai si ....
» Egli si guarda attento le sue reti ,
» Che sembra dare ad ogni filo vita ! »

P.

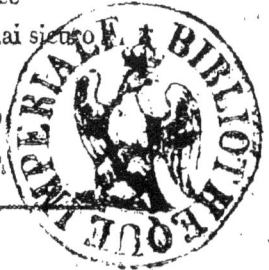

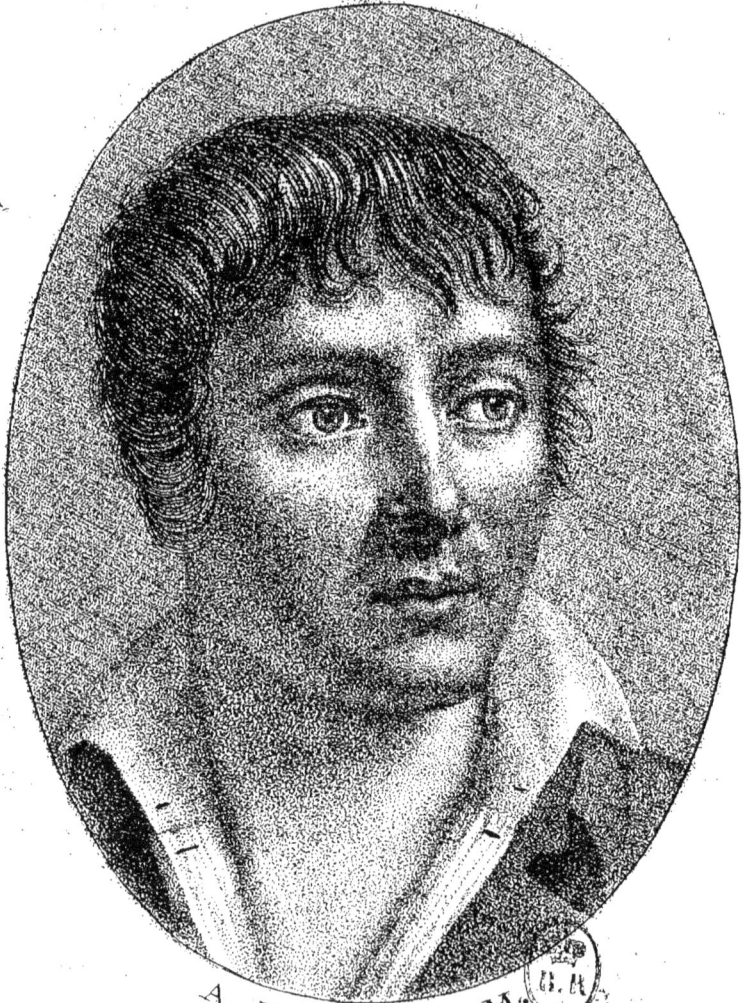

A. PITARO DEN M.

CONSIDÉRATIONS
ET EXPÉRIENCES
SUR LA TARENTULE DE LA POUILLE,

ET SUR LES ACCIDENTS

CAUSÉS PAR LA PIQURE DE CET INSECTE;

PAR ANTOINE PITARO,

Docteur en médecine de l'Université Impér: de France.

Docteur en Philosophie, en Médecine et en Chirurgie *des écoles de Naples et de Salerne*
Membre des Sociétés Galvanique, des Recherches physiques, Médicale d'Émulation, de Médecine pratique de Paris; de la Société d'Agriculture de la Seine et d'autres Sociétés savantes;

Ex-Professeur de Chimie, de Matière médicale et de Pharmacie dans l'Hôpital des Corps d'Artillerie et du Génie à Naples, et ci-devant Membre du Corps médical consultant des Hôpitaux militaires de campagne pour les Deux-Siciles.

Déposé à la bibliothèque Impériale = l'auteur.

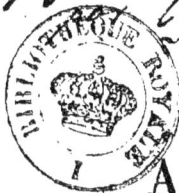

A PARIS,

DE L'IMPRIMERIE DE GIGUET ET MICHAUD,

RUE DES BONS-ENFANTS, N°. 34.

M. DCCC. V.

AU DOCTEUR

NICOLAS ANDRIA,

Chevalier de l'ordre Royal des Deux-Siciles, ancien
Censeur royal, Professeur à l'Université royale des
études de Naples;

Membre des Académies royales, d'Histoire et Antiquité de
Naples, de Lecce, des Curieux de la Nature de Berlin, des
Géorgophiles de Florence, et des Sociétés Galvanique, des
Recherches physiques, Médicale d'Émulation, de Médecine
pratique de Paris, etc.

Le Doct.ʳ Antoine Pitaro

PRÉFACE.

L'objet de ce Mémoire est de traiter de la piqûre de la Tarentule, et de donner des développements à l'explication des accidents qui en sont la suite. Les faits qui confirment ce que j'aurai à en dire, quoique très intéressants pour l'Histoire naturelle des êtres vivants, pour la Physique en général, et surtout pour la Physiologie, ont été depuis quelque temps tournés en ridicule ou même niés entièrement ; c'est pourquoi, ayant eu occasion de me convaincre de leur existence par ma propre expérience, je me suis décidé à les faire connaître avec quelque détail. J'ose me flatter que tout lecteur impartial, après avoir lu cet écrit, les fera rentrer dans la classe de ces vérités qui, après être restées long-temps dans l'oubli, ont ensuite été adoptées par tous les philosophes.

En effet, n'avait-on pas regardé ce qu'on appelait les *éléments* comme les corps les plus simples de la Nature ? De nos jours, la Physique n'admet plus ce mot, puisque les êtres qu'elle avait désignés par ce nom, n'ont plus eu la faculté de résister à l'analyse chimique. On a été obligé d'en revenir à cette vérité énoncée par *Aristote*, et soutenue par les *Scholastiques*, que la putréfaction est le dernier moyen dont se sert la Nature pour simplifier les modifications infinies de la matière végétale ou animale, et les rendre propres à la reproduction. La Chimie moderne a démontré jusqu'à l'évidence l'axiome du philosophe grec : *Generatio fiat ex putri.*

Les progrès de la Physique et de la Chimie, depuis plusieurs années nous ont donné les moyens de rectifier plusieurs erreurs qui, par le laps de temps, avaient acquis la force des préjugés les plus enracinés; ils ont donné lieu aussi à de nouvelles découvertes, à l'aide desquelles nous pouvons expliquer certaines vérités que l'on s'était cru en droit de nier, parce qu'on avait fait de vains efforts pour en trouver la cause. Le Phénomène que je me propose d'approfondir, est dans ce dernier cas ; et j'espère que les faits que j'avance et dont j'ai été témoin, ainsi que les raisons sur lesquelles je m'appuie, pourront convaincre la plupart des lecteurs, ou du moins les engager à se guider par le flambeau de l'expérience, avant de les rejeter entièrement.

CONSIDÉRATIONS

Sur la Tarentule de la Pouille, et sur les accidents causés par la piqûre de cet insecte.

I.

INTRODUCTION.

« Si ad naturam vives semper eris dives;
« Si ad opinionem , semper eris pauper. »
(*Epic. apud Senecam.*)

Parmi les branches de l'Histoire-naturelle, celle qui réclame le plus l'attention des naturalistes, qui étonne et surprend davantage l'entendement humain, est sans doute l'Entomologie, c'est-à-dire la science qui s'occupe à considérer les animaux sans vertèbres, ou l'insecte, qui est sans contredit un des chefs-d'œuvre de la Nature.

La multitude et la grande variété des

insectes, leur organisation, leur accouplement, leur génération, leur ponte ; les
métamorphoses qu'ils subissent, leur
marche, leurs ruses, leur industrie ; les
massacres, la défense et les combats de
ces animaux ; leurs habitations, l'utilité
des uns et les propriétés nuisibles ou
dangereuses des autres, forment un sujet de contemplation très profonde et
inépuisable pour l'observateur. Ces petits animaux, quoiqu'ils n'occupent qu'un
très petit espace dans l'univers, produisent, en très peu de temps, des bandes
immenses d'insectes, capables d'infester
et de dévaster des contrées entières, s'ils
ne tombaient en proie aux oiseaux et aux
araignées.

Ces araignées, insectes eux-mêmes,
pour lesquelles on a tant d'aversion, sont
industrieuses, actives et très vigilantes.
Cela est si vrai, que Pope en les admi-
rant a dit :

« The spider's touch, how exquisitely fine !
» Feels at each thread, and lives along the line : »

Il y en a, dont la morsure fait beaucoup de

mal aux personnes qui en sont atteintes ; mais ce n'est que quelques espèces, dans certains pays et dans certaines époques de l'année. Les suites des blessures qu'elles font, ont attiré l'attention des médecins naturalistes, et les ont portés à admirer et à considérer ce phénomène, qui est si intéressant pour la physique, pour la physiologie, pour la clinique et pour l'histoire naturelle des animaux ; mais des hommes accoutumés à nier tous les faits dont ils ne peuvent rendre raison, sont parvenus à tourner en ridicule et à faire révoquer en doute les accidents qui se manifestent après la morsure dangereuse de ces araignées, et particulièrement de l'araignée connue sous le nom de *tarentule*, accidents qui n'en sont pas moins certains.

Les gens qui travaillent à la terre sont particulièrement exposés à la piqûre de cet insecte, qui n'est guère venimeux que dans les provinces du royaume de Naples, qui furent autrefois la *Grande-Grèce*, et principalement dans la Pouille, où il inspire la terreur à tous les habitants; mais sa morsure n'est dangereuse que dans la canicule. Ce furent les Tarentins qui, les premiers, découvrirent, par une funeste expérience, la propriété venimeuse de cette araignée. Les médecins s'occupèrent d'un fait aussi intéressant pour la science; ils appelèrent l'araignée, *tarentule*, la maladie qu'elle produit, *tarentisme*, et le malade, *tarentulé*; mais comme le mot de *tarentisme* paraît dériver plutôt du nom de la ville près de laquelle se trouve la tarentule, que du nom de l'insecte lui-même, j'ai adopté le mot de *tarentulisme*, pour les effets que produit sa piqûre, et c'est celui dont je me servirai dans la suite de ce mémoire.

II.

De la Pouille et de ses habitants.

LA Pouille est une des provinces orientales du royaume de Naples, bornée au N. et à l'E. par la mer Adriatique, au S. par

le golfe de Tarente, à l'O. par l'Abruzze.
Elle est très fertile ; les habitants sont
d'un tempérament sec ; ils sont actifs,
spirituels, et extrêmement passionnés ;
ils s'adonnent à l'étude avec succès ; ils
sont sujets aux maladies inflammatoires,
à la mélancolie et à la manie ; en général
toutes les maladies ont chez eux une très
grande intensité. Il pleut très rarement
en été dans la Pouille, et aux environs de
la canicule l'air y est tellement raréfié et
si chaud, qu'il semble sortir d'une four-
naise ardente. Dans ce climat, non seu-
lement le tarentulisme est plus fréquent
que dans les autres provinces du royaume
de Naples, mais les symptômes en sont
beaucoup plus graves. J'ai vu plusieurs
tarentulés, et j'ai eu assez souvent l'occasion de réfléchir sur le tarentulisme. Je
me propose de donner dans ce mémoire
le fruit de ma propre expérience ; j'éta-
blirai d'abord les faits, ensuite je tâche-
rai de les expliquer, en me servant des
moyens que nous ont procurés les nou-

velles connaissances que nous avons ac-
quises. Je ferai la description de la tarentule, et j'exposerai quelques obser-
vations. Je rapporterai les opinions de
ceux qui ont parlé de cet insecte et
quelques unes des fables imaginées à
ce sujet. Je raconterai quels moyens j'ai
vu employer par les cultivateurs pour la
guérison de cette affection, et ceux dont
j'ai fait usage moi-même. Je parlerai
des effets de la musique, et je rapporterai quelques expériences propres à dé-
montrer l'idioélectricité de la tarentule
dans un certain temps, et son anélectri-
cité dans un autre; enfin je ferai quelques rapprochements entre les effets de
sa piqûre et ceux que produit la morsure
de quelques autres araignées, celle de
la vipère et des animaux attaqués de la
rage.

III.

Description de la Tarentule.

La tarentule est un aptère des provinces méridionales du royaume de Naples, une araignée venimeuse nommée *Phalangium apuliae*, et communément tarentule. Elle ressemble à l'araignée domestique, et est de la grosseur d'un gland ; elle a huit pieds *trinods* et huit yeux ; elle est couverte de poils et jette une odeur fétide, comme celle des animaux carnivores ; sa bouche est garnie de deux espèces de cornes recourbées, à pointes très aiguës et fort piquantes. Entre ses dards et ses deux jambes de devant, elle a deux espèces de palpes qui sont toujours en mouvement, mais principalement lorsqu'elle cherche sa nourriture ; ses jambes et la partie inférieure du ventre, sont ponctuées de noir et de blanc, la partie antérieure est noire (*voyez* la figure de la

planche). Ses yeux sont couverts d'une
cornée humide et molle ; leur couleur
est d'un jaune doré , et ils sont brillants
comme ceux des chats dans les ténèbres.

Les tarentules se nourrissent de mou-
ches et de papillons ; elles se battent
entre elles , se tuent et se sucent ensuite ;
elles font leurs toiles comme les autres
araignées ; habitent dans les crevasses
des murs, ou dans les trous qui se trouvent en terre. Pendant l'hiver elles s'y
cachent , et alors elles ne piquent plus.
On trouve , en disséquant la femelle ,
jusqu'à cent œufs dans son corps ; mais
ordinairement elles n'en pondent que
soixante à la fois ; la ponte a lieu vers
la canicule , et elles conservent leurs
œufs attachés à leur poitrine pendant
environ trente jours, c'est-à-dire, jusqu'à
ce qu'ils soient éclos. Elles gardent leurs
petits jusqu'à ce qu'ils puissent se passer de secours et les défendent avec fureur ; c'est alors que leur morsure est
le plus dangereuse. Les mâles ne sont

pas venimeux, ils sont faibles et pol-
trons vis à vis de leurs femelles, qui les
dévorent souvent, et dont ils ne s'ap-
prochent qu'en tremblant, mais ils ont
un très grand soin de leur progéniture.

Les tarentules trament leur toîle à
l'orifice des trous où elles se réfugient,
et l'on y voit un grand nombre d'insectes
privés de leur sang, et qui leur ont servi
de proie. C'est là que l'on peut quelquefois remarquer l'avidité avec laquelle
elles sucent les humeurs vitales de ceux
qui sont récemment tombés dans leurs
filets.

IV.

Diverses opinions que l'on a eues sur le
tarentulisme.

La répugnance et l'aversion qu'ins-
pirent les araignées est presque générale,
et l'on ne peut disconvenir qu'elle ne
soit bien fondée. Ces insectes sont af-
freux à voir ; d'ailleurs, il y en a dans

les quatre parties du monde, de très dangereux. L'île de Ceylan produit une espèce d'araignée monstrueuse dont la morsure est dangereuse ; on en trouve aussi du même genre dans l'île de Corse, en Guinée et à Madagascar. Au cap de Bonne-Espérance, il existe une araignée de la grosseur d'un pois, dont la morsure est fatale. On trouve de vraies tarentules dans la partie septentrionale de l'Afrique et dans la partie occidentale de l'Asie. La morsure de la petite araignée de Saint-Domingue, appelée araignée *veloutée, à cul rouge*, cause une douleur si vive que plusieurs personnes ont failli y succomber, et que d'autres en sont mortes. Ces faits sont connus des Français et des Anglais, et avérés par des témoignages irrécusables.

La piqûre de la tarentule a été généralement regardée comme très dangereuse, ainsi que celle des araignées dont je viens de parler ; mais les contes extravagants que le charlatanisme et l'imposture ont mêlés avec la vérité , ont été cause que les physiciens qui ne veulent pas croire légèrement , ont regardé comme fabuleux tout ce qu'on avait dit d'extraordinaire sur la tarentule. C'est ainsi que l'on s'est refusé à croire que la musique était l'antidote contre les effets de la morsure de cet insecte , quoique l'effet de la mélodie et de l'harmonie sur tous les hommes soit généralement reconnu.

Je n'entreprendrai pas de rapporter toutes les absurdités que l'on a débitées sur l'araignée de la Pouille et sur le tarentulisme ; elles sont en trop grand nombre. Je me contenterai de citer un passage singulier que l'on trouve dans un des dialogues de *Pontanus*, écrivain napolitain , fameux dans le quinzième siècle , et fondateur de la première académie établie en Europe , à laquelle il donna son nom , et qui fut appelée *Academia Pontaniana*.

Joannis Joviani Pontani Antonius dialogus.

Hospes Siculus, Compater Neapolitanus.

«.... Cæteros quidem homines, cum nulli non stulti essent, vix stultitiæ suæ ullam satis honestam afferre causam posse ; Apulos verò solos, paratissimam habere insaniæ excusandæ rationem ; Araneum illum scilicet quam tarantulam nominant, e cujus ammorsu insaniant homines ; idque esse quam felicissimum, quod ubi quis vellet insaniæ quem fructum cuperet, etiam honeste caperet. Esse autem multiplicis veneni araneos, atque in iis etiam, qui ad libidinem commoverent, eosque *concubitarios* vocari. Ab hoc araneo ammorderi quam sæpissimè solere mulieres, licereque tum illas, fasque esse liberè atque impunè viros petere, quod id venenum alia extingui ratione nequeat ; ut quod aliis flagitium mulieribus, id Apulis remedium esset ; an non hæc summa felicitas tibi videatur ? etc. »

Pontanus était sans doute un des meil-
leurs esprits de son siècle, mais il n'était
ni observateur, ni médecin. Est-ce l'igno-
rance, est-ce l'esprit de contradiction qui
permettait alors de regarder les débauches
des femmes de la Pouille comme l'effet du
tarentulisme ? c'est ce que je ne saurais
dire ; mais, de nos jours, on ne croit plus
à des fables aussi absurdes ; et ce qu'il y
a de certain, c'est que des écrivains an-
térieurs à Pontanus, et contemporains,
qui n'étaient point étrangers aux sciences
naturelles, ne disent rien de ces étranges
effets : je citerai particulièrement l'illustre *Alexander ab Alexandro*, jurescon-
sulte napolitain, qui, dans son ouvrage
De genialibus diebus, au chap. XVII du
2ᵉ. livre, parle avec beaucoup de détail
de la tarentule, et raconte, sur les effets
de sa morsure et sur les moyens de la
guérir, des faits semblables à ceux dont
j'ai moi-même été témoin. Ce chapitre
extrêmement curieux est le suivant :

« Theophrastus philosophus præsta-
bili vir sapientia, academiæ post Aristo-
telem, successor, in rebus physicis et
mathematicis magna doctrina et æstima-
tione fuit. Eum litteris mandasse accepi-
mus, quibusdam viperarum morsibus
cantus tibiarum aut fidicinum, atque alia
organa artis musicæ modulatæ adhibita,
aptissimè maderi : quod et Asclepiades
medicus litteris prodidit qui phreneticos
mente imminuta et valetudine animi affectos, nulla re magis quam symphonia
et vocum concentu ac modulis resipis-
cere, et sanitate restitui censuit. Fertur
quoque Ismenias Thebanus plures Bæo-
tiorum ischiadicos, et coxendicum do-
lore laborantes incentione tibiæ bonæ
valetudini restituisse. Tanta hominis na-
turæ cum harmonia consensio est. Quod
cum credi vix posset, nuper id nobis cùm
casu ad id incideremus, pro explorato et
comperto fuit. Siquidem *a tarantula*, id
est, phalangio percussos, quos vulgo

tarantatos dicunt, haud aliter ex ancipiti morbo convalescere vidimus quam si tibicen vel citharista juxta eos, diversos modulos incinat, ut pro veneni qualitate, ita harmonia et audiendi illecebra capti, venenum illud vel ex intimo corpore dilapsum effundant, aut sensim per venas diffusum dilabatur. Tarantula enim aranei genus est, dirum animal, tactu pestilens : eam si casu spectes, futilem et sine noxa putabis et sane reliquo anni tempore minime perniciosa aut exitialis, vix aliquid nervorum aut virium ad nocendum habet. Cum vero æstu anni flagrantissimo, assiduo sole Apuliæ campos, ubi peculiare hoc malum existit, torreri cœptum est, tum maxime seu afflatu noxio, seu æstu accensa morsu virulento pestiferam perniciem affert : cui tanta malo vis est, ut quemcunque morsu percusserit, nisi celeri remedio succurratur, aut stupor exitialis primo, deinde certa nex subsequatur necesse est : aut si qui forte vitæ damnum evase-

rint, veluti abalienati mente, et semi-
vivi, continuo stupore et hebeti sensu
oculorum auriumque affecti, vitam mise-
rabilem ægerrimè ducant. Huic pesti et
tam præsenti malo quantum provideri
humana diligentia valuit, unum hoc sa-
lubri remedio esse compertum est, si
protinus tibicen aut citharista varios con-
cinat modos. Tunc enim morbo ejusmodi
percussus, qui moribundus, et sermonis
et oculorum sensus amiserat, quique nec
ingredi, nec fari, neque aliquo sensu
frui valuerat, mox ubi tibiam aut citha-
ram admotam propius audit, illo miti
sono et concentu captus et demulsus,
velut è gravi somno excitus, oculos attol-
lit parumper, mox se in pedes erigit, ac
sese recipiens, paulatim pro modulo et
pulsu sonorum, servata psallendi lege in-
greditur. Tunc enim inaugescente sono,
quasi permulsis animis et confirmatis,
exultabundus maximo nisu, atque impetu
in saltus gestusque, nec indecoros, neque
a pulsu citharæ dissonos erumpit: ita ut

etiam rudes et ignari, psallendi modos
docti in ludo videantur. Memoria repeto
dum per loca illa diutino situ squalida,
et ardore solis ferventia, cum aliquot
comitibus iter intenderem, undique oppida et vicos, alia tympanis, nonnulla
fistulis, pleraque tibicine circumsonantia
audisse : cujus rei causam quærentibus
nobis relatum est, tarantulæ morbo affectos undique per oppida curari. Cum-
que ejus rei gratia in pagum quondam
diverteremus, invenimus adolescentem
morbo ejusmodi affectum, qui velut re-
pentino furore ictus, et mente abaliena-
tus, corporis motu non indecoro, et
manuum pedumque gestibus ad tympanum psallebat non inconcinniter, utque
vehementiùs modos acciperet, quasi illo
pulsu demulceri animus et leniri dolor
videretur, sensim et placidè aures tympano admovere, mox caput, manus et
pedes crebro motu concutere, et demum
in saltum se attollere videbamus. Quæ
res cùm ludo et risu prorsus digna visa

foret, interim is qui tympanum pulsabat,
sonitu parumper intermisso, pausam
fecit. Atque illum morbo affectum, ubi
præcentio illa quievit veluti attonitum,
stupentique similem, repente animo lin-
qui, et omni sensu destitui cernimus.
Rursus resumpto tympano, ubi primum
modulos audivit, pristinas illum vires re-
sumere et acrius in choreas insurgere
spectabamus. Creditum est, quod a vero
non abhorret, vim illam veneni virulento
morsu et sanie conceptam, harmonia et
vocum concentu per totum corpus dif-
fundi, atque inde fato nescio quo dilabi
et exinaniri. Ideo illos qui morbo ejusmodi laborarunt, si quid reliquarum resi-
duum fuit, quod penitus curatum non
sit, si quando sono extrinsecus vel concentu illorum aures affici contigerit, veluti mente consternatos, toto corpore et
animo concuti, ac manibus pedibusque
gestire compertum est, donec vis illa ta-
bifica penitus extincta fuerit. Nos etiam
quædam aranearum genera et scorpio-

num, precipuè apud Albanos et Hiberos
gigni, litteris mandatum legimus, lethiferi morsus, quibus affectos homines tam
dira inficiunt tabe, ut quosdam ridendo,
non nullos flendo, alios diverso animo-
rum habitu mortem oppetere compellant.
Illud tamen proditum memoriæ est, in
Arabia viperas minus esse lethales, nec
morsus lethiferi, quod odoratis depastæ,
virulentæ non sunt, etc. (1)

Plusieurs médecins célèbres, révoltés
de tant d'extravagances et des puérilités
débitées contre un tel accident par des
plaisants, étrangers à l'histoire naturelle, et n'étant pas à portée de vérifier eux-mêmes les effets du tarentulisme, sans nier l'existence de ce phénomène, avaient fini par le ranger au

_____

(1) Si l'on peut faire quelques reproches au style et
aux idées de *Pontanus*, quê pourra-t-on opposer au ré-
cit éloquent et judicieux d'*Alexander ab Alexandro*?
Ce savant, justement admiré par son esprit et par l'éten-
due de ses connaissances, rapporte avec simplicité des
faits dont il a été témoin, sans adopter aucune des absurdités admises de son temps par les antagonistes du tarentulisme.

nombre des maladies nerveuses simples ; d'autres l'ont regardé comme la *chorea sancti viti*, ou comme la *schedulo-monitoria* ; quelques uns comme la *schelotyrbe sancti viti*; d'autres comme la *schelotyrbe instabilis* ; et d'autres enfin comme la *Raphania. Sauvages* et *Nollet* l'ont rejeté sans l'avoir observé. Il est certain que les idées de *Cullen*, de *Sydenham*, de *Sauvages*, de *Linneus* et de *Serao*, sur le tarentulisme n'ont rien de commun avec ce qu'en ont dit l'illustre *Alexander ab Alexandro*, *Baglivi*, *Mead*, *Schuchzer*, *Grube*, *Gouye*, *Geoffroy*, *Valletta* et *Albin*, qui tous ont confirmé l'existence du tarentulisme, parce qu'ils avaient été à portée de voir des tarentulés et d'être témoins des effets que produisent les morsures de la tarentule.

Au reste, il n'est pas étonnant que les habitants des pays froids, où l'énergie vitale est si peu active, et où la Nature agit toujours avec lenteur, n'aient pu ajouter foi à l'activité du venin tarentulique et à la manière d'en arrêter les effets, manière qui sort entièrement des idées généralement reçues. Il n'en est pas de même des pays méridionaux, où

« La terra molle e lieta e dilettosa
» Simili a se gli abitator produce. » (TASSO.)

Mon but est de dégager l'histoire de la tarentule, du merveilleux dont elle a été enveloppée jusqu'à présent ; et j'ose me flatter que les hommes de bonne foi ne pourront pas se refuser à croire au pouvoir de la musique pour faire cesser les accidents qui sont ordinairement la suite de la piqûre de cet insecte. L'efficacité d'un pareil antidote une fois reconnue dans ce cas particulier, pourra ouvrir de nouvelles routes à l'art de guérir, et si l'on peut parvenir à l'appliquer avec succès dans des cas analogues, il nous donnera peut-être de nouveaux moyens de soulager l'humanité souffrante.

V.

Effets de la piqûre de la tarentule.

La piqûre de la tarentule cause sur le point affecté une douleur très aiguë,

comme celle d'une brûlure, qui se répand ensuite dans tout le système organique avec un frisson général, et jette
celui qui en est atteint dans une langueur
extrême ou dans l'égarement : ces accidents sont accompagnés d'une pâleur
cadavéreuse. Divers autres symptômes se
manifestent; comme un rire convulsif,
une grande envie de parler, et quelques
fois de grands cris. Chez d'autres malades les symptômes sont différents; on
remarque chez eux une grande tacitur-
nité et de l'assoupissement, quelquefois
une tristesse qui les porte à pleurer ;
souvent ils ont de la répugnance pour
certaines couleurs, particulièrement pour
les couleurs sombres. Ces symptômes
varient dans chaque individu, et ont
plus ou moins d'intensité, probablement
selon les différents degrès d'activité que
peut avoir le venin de l'insecte et le degré de susceptibilité de l'individu piqué ;
et peut-être encore selon l'état de l'atmosphère.

Ce que dit Baglivi dans une dissertation sur la tarentule, publiée en 1696, vient à l'appui de ce que j'avance. Selon lui, cet insecte est comme enragé dans la canicule; sa morsure cause alors sur le point affecté une douleur semblable à celle qui est produite par la piqûre d'une abeille *dans les pays chauds*. Au bout de quelques heures, on sent un engourdissement, et la partie affectée se trouve marquée par un petit cercle livide qui, bientôt après, devient une tumeur très douloureuse. Le malade tombe dans une profonde mélancolie, sa respiration devient très gênée, son pouls faible; la connaissance diminue insensiblement, et il finit par perdre le mouvement et le sentiment; alors il meurt, si l'on ne vient pas le secourir. La description de cet illustre médecin est si juste et si exacte, que *Geoffroy*, *Mead*, *Grube*, *Schachezer*, *Gouye*, *Valletta* et *Albin*, qui tous ont écrit après lui, font à peu près le même rapport.

V I.

Tarentulisme observé dans la Calabre méridionale.

Etant à *Borgia*, en 1789, je fus témoin oculaire d'un accident de ce genre, arrivé à un valet de labour, homme simple et incapable d'en imposer; mais j'étais alors trop jeune, et mes connaissances étaient trop peu étendues, pour que j'aie pu faire un rapport raisonné de ce que j'avais vu. Néanmoins, malgré ma jeunesse, ce phénomène avait fait sur moi une impression si vive, que je n'ai jamais oublié les symptômes qui se sont alors manifestés; j'ai même retenu l'ordre dans lequel ils se sont succédés. Il fixa d'autant plus mon attention, que mon père, en qui j'avais toute confiance, et qui ne croyait pas légèrement les choses extraordinaires, avait suivi pendant longtemps la marche du tarentulisme, et était bien loin de nier son existence.

En 1793 , époque à laquelle j'étais plus en état de juger des choses par moi-même, j'ai été témoin d'un phénomène de la même nature, conjointement avec un naturaliste qui cherchant, ainsi que moi, à constater la vérité du fait, n'aurait pas manqué de découvrir l'imposture, si l'homme qui était tombé dans l'accès avait cherché à nous en imposer. Nous avons suivi le malade jusqu'à ce qu'il ait été guéri, et je vais rapporter les faits dans l'ordre où ils ont eu lieu , et tels que nous les avons vus : j'ose espérer que les savants qui étudient la marche de la Nature, ne les jugeront pas indignes de leur attention.

J'étais à *Palygorio*, dans une maison de campagne qui appartenait à mes parents. Un des moissonneurs qui travaillaient dans un champ voisin , âgé de 27 ans, d'une forte constitution , d'un tempérament sanguin-bilieux, extrêmement gai , lassé du travail qu'il avait fait à la plus forte ardeur du soleil, alla se mettre à l'ombre , sous un vieux chêne très touffu qui était à environ cinquante pas de nous ; là , étendu sur le sol , il s'abandonna au sommeil. Il fut bientôt troublé par un insecte , qui s'engagea dans ses guêtres et le mordit à la jambe droite. Il fit d'abord peu d'attention à cette morsure et se contenta de la frotter un instant avec la main ; il se coucha une seconde fois et voulut se rendormir ; mais ce fut en vain , la douleur augmenta progressivement , et , une heure après , il tomba dans un évanouissement qui fut suivi de vomissement , d'engourdissement , et de frisson.

Ses compagnons se rassemblèrent autour de lui , et vinrent à son secours. L'empressement qu'ils y mirent fixa notre attention , et nous allâmes les rejoindre pour savoir ce qui était arrivé. Nous trouvâmes l'homme qui avait été piqué, couché et dans l'état que je viens de dépeindre. On lui demanda la cause de ses souffrances ; il répondit qu'il avait été piqué à la jambe, avait éprouvé une douleur brûlante, et s'était senti tout bouleversé. Aussitôt les moissonneurs délacèrent ses habillements et ses guêtres, et ils trouvèrent, sur la jambe droite du patient, une petite araignée écrasée, tout près d'une goutte de sang qui formait le centre d'un cercle livide, dont le diamètre était de deux lignes. Ce cercle était au milieu d'une tumeur de huit lignes de diamètre, très dure au toucher, fort douloureuse, et d'un rouge très vif : nous reconnûmes tous que l'araignée était une vraie tarentule.

Ces hommes qui connaissaient les effets de la piqûre de cet insecte, craignant d'agiter le moral du malade, lui cachèrent le risque qu'il courait, et lui donnèrent les secours que l'on administre ordinairement en pareil cas, dans les pays où cet accident n'est pas très rare. Ils mirent sur la piqûre l'araignée écrasée, et lièrent par-dessus deux pièces de monnaie d'un métal différent, après les avoir mouillées de leur salive. Ils laissèrent le malade en repos , et le restaurèrent avec quelques gorgées d'eau et de vin , ensuite ils se remirent au travail. L'un d'eux alla chercher une guitare et deux morceaux de fer - blanc , chacun de la grandeur de la plante du pied. A la brune , ils virent que le malade était très abattu et ils le décidèrent à se mettre au lit; mais ils eurent la plus scrupuleuse attention de ne point lui parler de la cause de son mal. Il pouvait être sept heures du soir; le Thermomètre était à 30° ; le Baromètre à 28 pouces , 4 lignes; l'Igromètre indiquait l'extrême sècheresse , et l'Électromètre annonçait que l'atmosphère était chargée d'électricité; en effet , le conducteur de l'aimant adhérait aux pôles de la Pierre d'aimant, plus étroitement qu'à l'ordinaire.

Les symptômes du moissonneur qui avait été piqué firent de grands progrès. Il était pâle et dans une espèce d'évanouissement ; son pouls était à 56 puls. et sa respiration très gênée : toutes les fonctions se trouvaient dérangées. Il avait la peau aride ; la chaleur de son corps n'était élevée qu'à 26 ° du Thermomètre de Réaumur ; sa connaissance était troublée, et il avait presque perdu le mouvement et le sentiment. Dans cet état de désordre, ses compagnons lui conseillèrent d'appliquer, sous la plante de ses pieds, les deux lames de fer-blanc qu'ils avaient apportées, en lui promettant qu'il en éprouverait du soulagement. Il y consentit, et à huit heures et quart elles y furent attachées ; en même temps, ils déplacèrent l'appareil appliqué sur la piqûre, mirent l'araignée entre les deux monnaies salivées, et les remirent, comme avant, sur la morsure. Les symptômes subsistaient encore avec la même violence à neuf heures et demie. Les moissonneurs soupèrent alors ; ensuite feignant de vouloir se divertir, ils jouèrent sur leur guitare, qui avait des cordes de laiton, l'air appelé la

3..

Tarantella (1), et d'autres airs d'une mesure très vive. Vers les dix heures ils se mirent à danser, dans l'espoir de l'attirer parmi eux ; mais ce fut inutilement et il ne témoigna aucun désir de se mettre en mouvement. Au contraire, il donna lieu de croire que la danse l'importunait ; car, au moment où l'on s'y attendait le moins, il jeta un grand cri, et quelques instants après il se fâcha contre le divertissement qu'il trouvait déplacé : cependant il n'insista pas, et ses compagnons continuèrent leur danse. Aussitôt qu'ils eurent cessé, ils jouèrent différents airs sur leur guitare, et plus fréquemment la *tarantella* que les autres.

On s'aperçut que le malade prenait insensiblement de l'activité. En effet,

_____

(1) On croit que cet air est un des restes de l'ancienne musique grecque, sur lequel les habitants de la Grande-Grèce exécutaient autrefois une danse très gaie et très animée, comme font aujourd'hui les habitants de la Pouille et du midi du royaume de Naples, dans leurs récréations.

vers les onze heures , son pouls était à
70 puls. et la respiration moins gênée ;
la transpiration sensible se manifesta peu
à peu , et la chaleur de son corps com-
mença à s'élever et à monter jusqu'au
trente-deuxième degré du Thermomètre
de Réaumur. Les moissonneurs continuèrent leur musique avec une nouvelle
ardeur , et ils eurent la satisfaction de
voir le malade moins triste et se mou-
voir pour se lever. Il se tint effectivement
sur ses deux jambes et marcha un peu ,
en réglant ses pas sur la mesure de l'air
de la *tarantella* que l'on jouait alors. Il
se coucha bientôt après , mais il faisait
dans le lit des mouvements toujours en
mesure.

Le malade n'avait pas encore repris
toute sa connaissance ; cependant il com-
mençait à répondre plus à propos aux
questions qu'on lui faisait. La pâleur se
dissipa , le mouvement se rétablit et les
fonctions du corps commencèrent à se
remettre en équilibre , vers une heure

trois quarts après minuit ; mais le malade
était toujours très faible, quoiqu'il com-
mençât à respirer avec assez d'aisance.
On continua tous les jours à faire de la
musique à côté de lui ; il ne manquait
pas de marcher toujours plus facilement,
et il finit par faire cinq à six sauts. Il
fut nourri d'abord avec du bouillon gras
et des croûtes de pain trempées dans
du vin de Calabre ; ensuite on lui ac-
corda, une fois par jour, deux onces de
viande blanche grillée, et on lui donnait
pour boisson, de l'eau avec un peu de
vin.

Le cinquième jour de la maladie les
symptômes disparurent presque entièrement, et le système organique sembla
avoir repris toutes ses facultés ; mais
les yeux du malade parurent légèrement
jaunes, il avait de la répugnance à rester dans la cabane où il avait été déposé,
parce qu'elle était obscure, et que la couleur foncée des murailles l'incommo-
dait beaucoup. Il fut exposé sur-le-champ,

et pendant une demi-heure, à la chaleur d'un *four* qui avait été chauffé très modérément ; on lui donna de la nourriture comme à l'ordinaire , et on l'exerça ce même jour très peu avec la musique : mais il aimait à l'entendre.

Le sixième jour, les fonctions du malade se trouvèrent parfaitement en équilibre, mais la couleur jaune de ses yeux existait encore , et il avait la même répugnance à regarder les murailles de sa cabane. On le transporta dans un lieu mieux éclairé, et on le mit une seconde fois dans le four où il avait été déjà conduit. On lui fit prendre un peu de thériaque dans du vin rouge, et quand on le retira du four , le dernier symptôme avait totalement disparu.

Le septième jour le malade était dans son état naturel et avait repris sa gaîté ordinaire ; néanmoins on le tint au même régime jusqu'au quinzième jour. Il aimait bien à entendre faire de la musique , mais il ne marcha plus et ne fit non plus aucun mouvement. On lui apprit alors qu'il avait été piqué par une tarentule. Aucun accident n'a reparu, et depuis cette époque il a joui d'une bonne santé.

L'homme dont je viens de parler nourrissait sa famille de son travail ; il était simple, sobre et paraissait être content de son sort. Il n'avait jamais entendu parler de la piqûre de la tarentule, et ignorait certainement qu'il avait été piqué par une de ces araignées ; et l'on doit être persuadé qu'il était bien éloigné de vouloir en imposer en aucune manière. Ce fait, qui se passa sous mes yeux, et où je ne pouvais supposer aucune supercherie, me convainquit de l'existence du tarentulisme, et je ne m'occupai plus, dès lors, qu'à tâcher d'en démêler les causes.

VII.

Recherches sur les causes qui produisent les accidents déterminés par la piqûre de la tarentule.

Les faits que nous venons de rapporter et ceux qui sont cités par Baglivi semblent autoriser à tirer les conclusions suivantes :

La tarentule, en piquant, divise les parties qu'elle attaque, et elle laisse sans doute dans la plaie une humeur très excitante et diffusive, qui stimule fortement la circonférence de la piqûre ; cette humeur y cause une sensation brûlante ; elle étrangle probablement les pores et les petits vaisseaux qui se trouvent dans les parties environnantes ; alors les contenus ne pouvant plus y circuler, ils doivent former une tache livide qui circonscrit cette même piqûre.

Il paraît que ce stimulant est si diffusif qu'il se répand promptement dans tout le système organique de la peau, et par sa grande activité contracte les vaisseaux au point de retarder la circulation. Il abat le système des nerfs, ainsi que l'organe de la respiration, et facilite, par le moyen de la transpiration, la dépense du calorique naturel. Ces trois effets doivent à leur tour être les causes du frisson et de l'engourdissement général qui commencent à avoir lieu.

D'après le rapport intime qui existe entre les organes de la peau et les viscères, il suit que le trouble excité dans ces organes, se communiquant à l'estomac et aux autres viscères, produit l'évanouissement et le vomissement ; la même action agit sur le diaphragme, sur les muscles intercostaux, cause leur abattement, et rend la respiration gênée et stertoreuse.

Le retard de la circulation du sang artériel est la cause immédiate de cette pâleur cadavéreuse qui se répand sur la figure et sur toutes les parties du corps,

et de l'interruption légère de toutes les
fonctions. L'excitabilité s'épuise insensiblement, et il en résulte cette profonde tristesse que l'on remarque souvent chez ceux qui ont été piqués par
la tarentule. Lorsque l'excitabilité est en
quelque sorte épuisée, la connaissance
s'affaiblit, et le malade finit par perdre
entièrement le sentiment. La contraction
qu'éprouvent les vaisseaux, doit rendre
aussi le pouls très serré, et s'opposer insensiblement aux mouvements organiques des muscles. Les humeurs des yeux
doivent être altérées par la même raison,
et le mécanisme de l'organe visuel est
troublé ; delà vient cette répugnance
que le malade éprouve à regarder les
superficies noires ou bleues, et en général toutes les couleurs sombres, parce
que les rayons lumineux étant absorbés
sur ces superficies, sa vue se fatigue en
cherchant à distinguer les objets.

Le tarentulé reste dans cet état, privé
de tout mouvement, jusqu'à ce que l'ac-

tion du venin commence à perdre de sa
force ; mais la durée de son action étant
trop longue, elle épuiserait presque la
vie du patient, si l'art ne venait à son
secours ; l'expérience a même constaté
qu'il y périrait. Il est donc important de
trouver les moyens les plus efficaces d'arrêter les effets de ce venin, et les moyens
qui peuvent conduire le malade jusqu'à
une parfaite guérison. Je me propose en
premier lieu, à l'aide de la marche des
symptômes que je viens de décrire et
des conclusions que j'en ai tirées, de tâcher de démêler les parties sur lesquelles
il est nécessaire d'agir, ensuite je m'ap-
puierai des moyens curatifs constatés par
l'expérience pour donner un dévelop-
pement raisonné au traitement de cette
maladie.

VIII.

Therapeutique du Tarentulisme.

Il paraît que le venin de l'animal se
porte d'abord sur les parties externes du

corps, lesquelles se trouvant troublées agissent à leur tour sur les parties internes, et comme ces dernières sont les plus essentielles à la vie, lorsqu'elles se trouvent attaquées, la machine est entièrement en désordre. Je pense que le siége du mal doit résider dans les organes de la peau et que c'est là qu'il faut l'attaquer. Je suis même persuadé que tout stimulant tonique qu'on introduirait dans les organes de la digestion, ne pourrait causer qu'une réaction des parties internes sur les parties externes, qui, en augmentant le désordre de la machine, deviendrait très nuisible. Au contraire, les remèdes légèrement excitants, appliqués à l'extérieur, agissant sur les parties affectées, peuvent les aider à revenir dans leur premier état; et, à mesure qu'elles reprendront leur équilibre, tous les autres symptômes qui, dans cette hypothèse, doivent-être regardés comme des accidents, cesseront infailliblement puisque la cause qui les aura produits sera détruite.

I X.

Matière médicale du Tarentulisme.

L'expérience qui prouve l'utilité de la musique pour soulager ceux qui ont été piqués par la tarentule, semble venir à l'appui de cette opinion ; en effet, les vibrations d'un corps sonore, se communiquant au tissu de la peau et aux parois même de la capacité du poumon, peuvent agir jusque sur le systême musculaire et le déterminer à une réaction et à recouvrer son équilibre. Mais l'impression que les vibrations doivent produire, dépendent des dispositions actuelles du malade; ainsi, les uns éprouveront du soulagement par les sons d'une flûte ou de tout autre instrument à vent, les autres ne pourront sortir de leur assoupissement que par les sons d'un instrument à cordes; et pour d'autres enfin, il faudra faire résonner des sons encore plus aigus.

Baglivi dit que les moyens de faire cesser les accidents qui suivent la piqûre de la tarentule, sont d'administrer au malade quelques bains, de lui faire quelques frictions, et de lui donner des cordiaux et des sudorifiques. Mais il est obligé d'avouer que les effets de tous ces remèdes ne sont rien, en comparaison de ceux de la musique : il dit qu'à l'action de cette puissance, le malade fait subitement des mouvements qui font connaître au médecin l'instrument, la mesure et l'air musical qui lui conviennent le mieux et qu'on doit employer, ou bien ceux qu'on doit rejeter. Dès que le malade entend un air qui lui convient, il se lève quelquefois, dit ce célèbre médecin, et danse pendant trois ou quatre heures, sans discontinuer : il suit exactement la mesure, mais il fait des mouvements sans régularité et sans grâce, qui augmentent de vitesse progressive-

ment et deviennent quelquefois très
forts. Cet exercice, dit le même auteur,
doit continuer pendant six ou sept heures;
et lorsque le malade a commencé à être
fatigué et à avoir de la répugnance pour
la danse, il recouvre ses facultés sans se
souvenir de l'évènement qui lui était arrivé. On en a vu qui ont été guéris après
le premier exercice. Geoffroy, Mead et
d'autres médecins croyent, ainsi que
Baglivi, que la musique est le seul remède efficace. Mais je pense que l'on
pourrait hâter la guérison ou procurer
un soulagement plus grand au malade,
ou encore, prévenir quelques accidents,
si l'on employait les remèdes suivants,
que je me permets de proposer ici.

Je crois qu'il faudrait placer le malade
dans une chambre bien éclairée, afin qu'il
ne fût pas obligé de se fatiguer la vue
pour distinguer les objets. On le poserait
pendant un certain temps dans une po-
sition horizontale, pour que ses organes
pussent exercer leurs fonctions avec la

moindre action possible , et on ferait auprès de lui , ou avec lui , une conversation propre à le distraire, pendant qu'il conserverait sa connaissance.

Je pense qu'il serait utile de le soumettre à l'influence galvano-métallique , dès que l'excitabilité du malade commence à s'accumuler pour exciter la sensibilité de la peau , et faciliter , par ce moyen , les mouvements organiques. Cette action deviendrait plus durable , si l'on appliquait à la plante des pieds et sur la piqûre , des plaques de cuivre et de zinc ; et , à la longue , elle contribuerait au rétablissement du mouvement péristaltique du système viscéral , et lui donnerait la force nécessaire pour rétablir ses fonctions.

Quoique je ne sois pas d'avis que la musique soit le seul remède dont on puisse faire usage , je le regarde cependant comme indispensable et comme l'agent que l'expérience nous a démontré être le plus propre à déterminer l'excitabilité et à mettre en action les puissances musculaires ; mais je crois qu'il faut le plus souvent une musique d'un mouvement vif et animé, parce que les vibrations souvent répétées renouvellent toujours leur effet, et le soutiennent sur le physique, en le restaurant sans cesse.

Il serait aussi très utile d'exposer le malade à une chaleur un peu forte, soit dans une étuve ou par tout autre moyen, afin de présenter à l'organe de la respiration un air plus propre aux jeux des affinités qui dirigent l'opération du poumon et de la transpiration, d'équilibrer la température du corps, et de réduire la liquidité des contenus à leur état naturel ; et il conviendrait de le soumettre à l'action de la chaleur, plusieurs fois et jusqu'à ce que la respiration fût devenue parfaitement libre.

On pourra donner au malade de l'eau avec un peu de vin, pour humecter les parois de l'estomac, délayer les sucs gastriques, et entretenir les fonctions des vais-

seaux absorbants. L'usage du bain me
paraît aussi devoir être utile , pourvu
qu'il ne soit pas trop chaud ; alors il
communiquera à tout le systême organique une chaleur égale , qui le fortifiera
doucement , le calmera et l'aidera à exercer ses fonctions et à réparer l'humidité
nécessaire lorsque la peau est aride. En
accordant au malade quelques croûtes de
pain trempées dans du vin , on exercera
les organes de la digestion et l'excitabilité , si elle est libre ; pour cette même
raison , il convient ensuite de lui accor-
der un aliment discret et animal.

Les moyens curatifs que je viens d'in-
diquer , sont tous conformes à ceux que
j'ai vu employer par les moissonneurs
qui ont guéri , sous mes yeux , celui de
leurs compagnons dont j'ai déjà raconté
l'histoire. Ces moyens , connus de tous
les gens du pays où les accidents causés
par la piqûre de la tarentule ne sont pas
rares , ont peut-être été le fruit d'une
science ancienne , et qui s'est perdue

dans ce pays classique, où la secte italique
eut pour objet principal de ses recherches l'homme physique et l'homme moral, et où l'on découvre encore de ses traces philosophiques; peut-être aussi, et
c'est ce qui me paraît le plus vraisembla-
ble, ont-ils été découverts par le hasard.
Quoi qu'il en soit, leur efficacité pour
guérir les tarentulés, efficacité dont je
ne puis douter, m'a paru digne de fixer
mon attention, et ce n'est qu'après être
parvenu à me rendre raison de chacun
d'eux, que j'ai pris le parti de les adopter.

X.

Digression.

Mais ce qui, dans le cours de mes recherches, m'a causé le plus d'étonnement,
a été de trouver parmi les moyens curatifs
employés par les moissonneurs, hommes
ignorants, qui ne pouvaient en avoir
connaissance que par une ancienne tradition; de trouver, dis-je, parmi ces

moyens, des traces d'une découverte qui vient d'être faite de nos jours : on conçoit déjà que je veux parler du *Galvanisme*. En effet, les deux pièces de monnaie de métal différent, mouillées de salive, et entre lesquelles on avait placé l'araignée écrasée, devaient, après avoir été appliquées sur la partie affectée, établir sur ce point une communication galvano-métallique excitante. Peut-être que la nécessité de mettre l'araignée écrasée entre les deux pièces de monnaie, est un de ces préjugés populaires dont on chercherait vainement à rendre raison. J'ai lieu de croire cependant, d'après des expériences que je me réserve de citer à la fin de ce mémoire, qu'elle opère comme corps conducteur (1) ; mais dans ce cas, tout autre corps conducteur produirait un meilleur effet ; au reste, quand elle ne

_____

(1) La tarentule pourrait être un corps isolant, à cause de la grande quantité de poils qui la couvrent ; mais elle devient corps conducteur aussitôt qu'on l'écrase, à cause de ses humeurs extravasées.

servirait qu'à y suppléer, il n'est pas
moins étonnant qu'un moyen aussi ana-
logue à ceux que nous employons pour
produire les effets galvano-métalliques,
soit transmis par une tradition si ancienne, qu'il serait impossible de re-
monter à son origine. Une partie de ce
que je viens de dire peut servir à expliquer l'utilité des plaques de fer-blanc attachées sous la plante des pieds. En général j'ai cru remarquer que tous ces
moyens employés par les moissonneurs,
concouraient tous au même but, et cons-
tituaient un mode de traitement *gym-*
nastique, déférent, compensatif et *to-*
nique; dont la première action doit avoir
lieu sur les organes de la peau, sur ceux
des parois internes du poumon, du canal
des alimens et du tube intestinal.

X I.

Observations,

Quoique je sois persuadé que tous les
remèdes do nt je viens de parler peuvent

procurer du soulagement au malade, je dois cependant avouer avec Baglivi que la musique est celui qui joue le plus grand rôle, et en même temps celui dont les effets sont le plus difficiles à expliquer. Néanmoins lorsque l'on considère ce que la mélodie et l'harmonie produisent en général sur tous les hommes, on est obligé de convenir que le venin de la tarentule peut déterminer chez ceux qui sont soumis à son action, une sensibilité si exquise, qu'elle les rende susceptibles d'en recevoir les plus légères impressions. Dès lors il paraîtra moins étonnant qu'une musique douce et agréable comme la *Cimarosienne,* qui est propre à porter le calme dans l'ame d'un homme en santé, et à le bercer, en quelque sorte, d'une manière délicieuse, ait le pouvoir de tempérer l'affection d'un tarentulé. De même une musique brillante et militaire, qui ranime les hommes les plus indolents, sera propre à réveiller de leur assoupissement des sens engourdis par l'effet d'un venin qui, en épuisant l'excitabilité et en retardant le mouvement des liquides, a plongé tout le système physique dans une torpeur générale.

La musique martiale inspire sans doute du courage, et la musique religieuse dispose à la dévotion. Le sifflement des vents inquiète, le murmure des ruisseaux inspire l'amour, l'agitation des feuilles des arbres et le bourdonnement des abeilles endorment, le bruit du tonnerre épouvante ainsi que celui des flammes; le retentissement, ou la vibration métallique dans le son des cloches et dans la musique turque, si elle est douce, provoque la tristesse; mais si elle est bruyante, inspire la vigilance et la hardiesse; l'agitation très forte des flots de la mer cause de la terreur, comme les cris graves, perçants et irréguliers d'une multitude de peuple.

On peut juger des effets de la musique par des faits connus de tout le monde. Personne n'ignore que des Suisses éloignés de leur patrie sont tombés en langueur pour avoir entendu le ranz des vaches : le simple son d'une corne-muse a produit le même effet sur des Écossais. On sait qu'une jeune fille épileptique, recouvra l'usage de tous ses sens, par la révolution subite que fit en elle le bruit d'un coup de fusil tiré auprès de son lit, pendant qu'elle était dans un accès : cet effet fut si salutaire qu'elle fut guérie radicalement. Aristote dit avoir vu des personnes qui éprouvaient un frissonnement général, lorsqu'elles entendaient un son âpre et perçant. Il n'y a personne à qui de pareils sons n'aient fait éprouver une sensation très désagréable, et l'expérience a prouvé qu'ils étaient capables de causer l'évanouissement et de faire perdre tout sentiment au sujet dont la fibre est très irritable. Je n'insisterai

plus sur des causes trop violentes pour
que leurs effets puissent être contestés;
je vais en citer un qui démontre que certains individus éprouvent des effets non
moins surprenants, de l'action qu'exer-
cent sur eux des sons doux et qui n'ont
rien de désagréable.

J'ai connu, dans la Calabre ultérieure,
un artificier qui, lorsqu'il entendait certains airs tristes et d'une musique fu-
nèbre, ne pouvait pas s'empêcher de
faire les mouvements les plus indécents.
Les enfants se divertissaient à les lui faire
répéter; toutes les fois qu'ils le voyaient
passer dans la rue, on chantait les airs
auxquels il était le plus sensible. Ce
malheureux homme fut tellement tour-
menté par eux, qu'il en est mort de
chagrin, de honte et de fatigue. Des
exemples plus frappants encore nous dé-
montrent les effets des sons. On par-
vient à calmer des personnes dont l'imagination est exaltée, et à détromper

celles qui se croyent attaquées d'hydrophobie, en employant les armes de l'éloquence; mais si on joint à l'éloquence
un bel organe, le succès est assuré; ces
deux effets réunis rectifient les idées des
malades, et portent le calme sur leur
moral; et l'effet est plus prompt encore
si l'on emploie avec adresse une musique concordante avec leur organisation.

XII.

Conclusion.

Ces faits, qui tous concourent à prou-
ver les effets que la musique peut produire
sur certains individus, et les autorités res-
pectables que j'ai eu occasion de citer,
me paraissent de nature à faire revenir
de leur opinion, ceux qui ont nié l'efficacité de la musique dans le traitement
des tarentulés et l'existence même du tarentulisme. En effet, depuis que les effets
galvaniques sont connus, nous sommes
convaincus de certains phénomènes qu'on

n'aurait jamais voulu croire avant sa découverte. Et , indépendamment de ce que produit le galvanisme métallique sur le cadavre , nous ne saurions rester en doute sur les effets de la torpille, de la vipère , de l'aspic et de l'animal attaqué de la rage (1). De nos jours on prétend que l'hydrophobie n'est quelquefois que l'effet de l'imagination; cependant on craint d'approcher ces espèces d'hydrophobes, lors même que l'animal qui les a

_____

(1) Pourquoi la rupture de l'équilibre du galvanisme, dans l'animal enragé , ne pourrait-elle pas être la cause éloignée de l'affection hydrophobique, et la cause immédiate de la durée du mal et de la contagion par la morsure; ou bien, pourquoi ne serait-ce pas la diffusion de l'être galvanique, ou celle de cet acide trouvé par Vauquelin , et formé, selon lui , par le galvanisme dans l'hydrophobe? A quoi pourrait-on attribuer cette énorme répugnance de l'hydrophobe à regarder l'eau et à la boire? Est-ce à la propriété que possède l'eau de conduire et d'absorber le galvanisme du corps du malade, ou bien à celle qu'a ce liquide de soumettre les rayons lumineux à la réfraction? J'ai fait quelques recherches sur ce sujet , et je me propose d'en parler dans un autre mémoire destiné à traiter le phénomène de l'hydrophobie.

mordus n'est pas mort de la rage (1). Un temps viendra, peut-être, où quelqu'incrédule persuadera que tout hydrophobe est un homme exalté, et l'hydrophobie, fabuleuse; mais l'élément du phénomène hydrophobique n'existera pas moins, et de même les sujets d'observation ne manqueront pas au savant qui, pour vérifier les effets de la morsure de la tarentule, aura le courage de braver l'ardente chaleur de la Pouille et de la Calabre méridionale. Il y surprendra sans doute la cause du tarentulisme et de la guérison du tarentulé.

XIII.

Expériences sur la tarentule.

Je ne crois pas devoir finir ce mémoire sans faire part des expériences que j'ai faites en 1797, 1798 et 1799 sur des ta-

---

(1) Sans doute l'imagination exaltée favorisera l'intensité et la violence hydrophobique, de même que le calme la retardera et hâtera la guérison.

rentules; elles peuvent servir à jeter un
plus grand jour sur quelques uns des
remèdes que j'ai adoptés dans le traitement du tarentulisme. J'ai eu occasion
de les citer en parlant de l'araignée
écrasée, que des moissonneurs ignorants
avaient mise entre les deux pièces de
monnaie qu'ils appliquèrent sur la plaie.
J'ai constamment remarqué que les insectes pris par des tarentules en été,
mais surtout pendant la canicule, mou-
raient à l'instant où ils avaient été piqués. Au contraire, ceux qui étaient pris
avant ou après les grandes chaleurs, vi-
vaient, à peu près, jusqu'à ce que les
tarentules eussent sucé toutes leurs humeurs vitales. Je crus pouvoir en inférer
que cet effet ne pouvait appartenir qu'à
la propriété et à l'émanation de quelque
agent général, de sorte que voulant m'en
assurer, je soumis, en hiver, des tarentules à l'action du galvanisme métallique ; toutes y gagnèrent de l'énergie.
Celles qui furent exposées à la même

action en été, et surtout pendant la canicule, ont péri.

Pendant la canicule, j'ai attaché à
l'extrémité d'un bâton de cire d'Espagne,
une très petite grenouille, et, après avoir
mis le nerf lombaire à découvert, je l'ai
approchée du trou d'une tarentule; celle-
ci ne tarda pas à s'y présenter, et aussitôt
qu'elle eût fait sa piqûre, la grenouille
éprouva de très fortes convulsions. J'ai
répété la même expérience en hiver, et
pour cela je tirais la tarentule engourdie
de son asile; d'abord elle n'avait pas
assez de force pour piquer, et elle n'en
reprenait qu'après avoir été soumise à
l'action de 20 à 30 degrés de chaleur,
ou à l'action galvano-métallique, très
légère; mais alors sa piqûre n'avait aucune influence sur la grenouille : soumise
à l'action de l'électricité elle périssait
toujours, en hiver comme en été.

D'après ces expériences, je me crois
fondé à conclure que, dans l'hiver, l'élec-

tricité galvanique est négative dans la
tarentule; dans la canicule, au contraire,
le galvanisme est positif, et qu'à cette
époque, elle peut être un corps idioélec-
trique : et je pense que l'état négatif con-
tribue à ranimer la tarentule en hiver,
sous l'action galvano-métallique ; et,
qu'en été, l'état positif la fait périr sous
la même action. Je crois aussi que l'a-
bondance de l'électricité galvanique,
dans la tarentule, est une des causes qui
doivent le plus contribuer à rendre sa
piqûre venimeuse dans la saison la plus
chaude de l'année; et alors se trouvant
plus énergique, elle suce avec facilité
sa proie, se dispose à l'accouplement,
à la ponte, etc. et défend ses petits
avec fureur; et que le manque du galvanisme en hiver, la rend faible, engourdie et sans malignité.

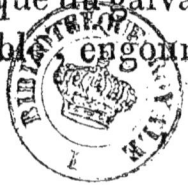

Tarentule de Baglivi prise dans les Campagnes de Lecce.

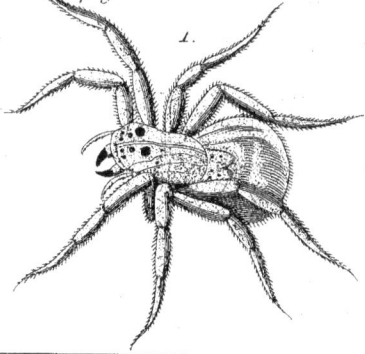

1.

Tarentule vue en dessous ou par le ventre.

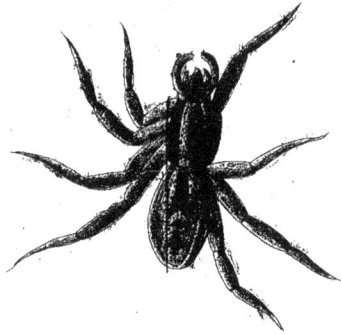

Tarentule de Valletta prise dans les Campagnes de Nocera dePouille.

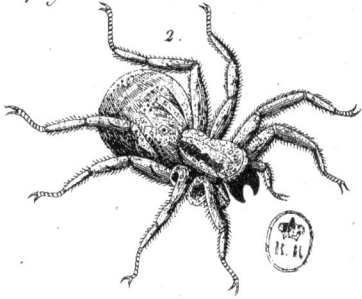

2.

Tarentule d'Albin existante dans la collection de Sir Hans Sloane prise dans les campagnes d'Otranto.

4.

Tarentule de Pitaro prise dans les Campagnes de Squillace.

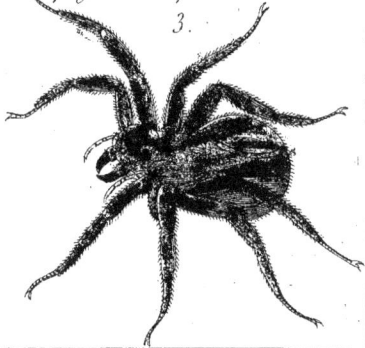

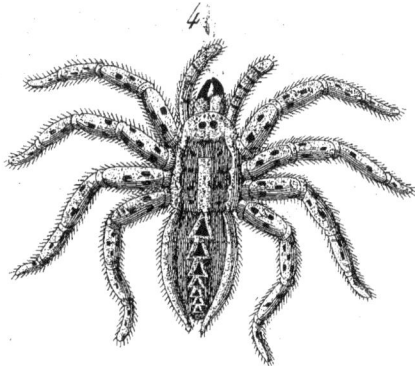

3.

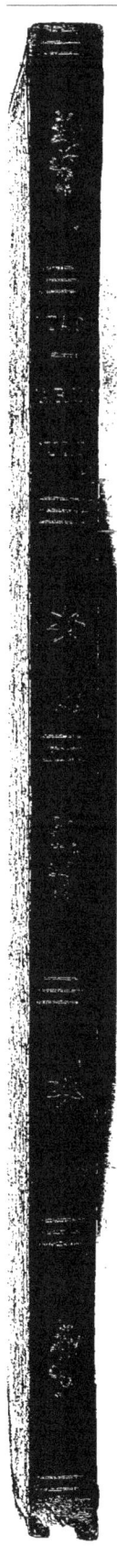

www.ingramcontent.com/pod-product-compliance
Lightning Source LLC
Chambersburg PA
CBHW071256200326
41521CB00009B/1787